Liebe deine Hämorrhoiden – wie dich selbst!

… und

was man liebt,

sollte man pflegen!

… mein Sieg über Brennen und Juckreiz …

Willy Schellmann

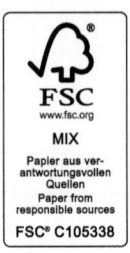

Bibliografische Information der Deutschen
Nationalbibliothek:
Die Deutsche Nationalbibliothek verzeichnet diese
Publikation in der Deutschen Nationalbibliografie;
detaillierte bibliografische Daten sind im Internet
über http://dnb.dnb.de abrufbar.

© 2017 Willy Schellmann
I. Auflage II/2017

Coverartwork: Hans Hartel
Kontakt: schemawi@gmx.at

Herstellung und Verlag:
BoD – Books on Demand, Norderstedt
ISBN: 978-3-7460-1637-5

Inhalt

Inhalt

Vorwort

Nein, ich bin kein Arzt, kein Heiler, habe keinste medizinische oder pflegetechnische Ausbildung, bin einfach ein Betroffener, Nicht-Raucher, normalgewichtig, liebe Süßigkeiten und trinke gern ein bis zwei Bier (manchmal auch mehr), Reste von athletischem Körperbau seit den Leistungssporttagen meiner Jugend, Jahrgang 1954.
Bis dato im wesentlichen der gesündeste Mensch, den ich kenne, kaum jemals krank, außer dem typisch leidenden Männerschnupfen – und wie aus dem Nichts beginnt mich mein Allerwertester zu ärgern, fängt an zu brennen und zu jucken – und zwar extrem bis unerträglich.

Und an dieser Stelle fällt mir ein Spruch aus der beliebten TV-Serie „Kottan ermittelt" ein: „Alle Wünsche werden klein, gegen den, gesund zu sein!"

Ich möchte betonen, dass ich absolut keine medizinischen Ratschläge geben kann und will – dazu auch in keinster Weise befugt bin und auch von keinem Hersteller dafür bezahlt werde. Es ist dies ein rein subjektiver Erfahrungsbericht, was mir geholfen hat, meine Hämorrhoidenprobleme in den Griff zu bekommen. Jeder Eigenversuch ist in der alleinigen Verantwortung des jeweiligen Anwenders. Ich habe Ärzte konsultiert und ebenso sehr viel gegoogelt, auch über diverse Operationsmethoden und zahlreiche Für und Wider, bin dann allerdings zu dem Schluss gekommen, dass ich es auf natürliche Weise probieren will, bevor ich mich unters Messer lege. Denn alles, was hier weggeschnippelt wird, hat die Natur einst völlig sinnvoll geschaffen.

Allgemein spricht man ja über solche Dinge nicht einmal unter Freunden, und dennoch konnte ich zahlreiche bereits aus der Reserve locken:
„Servus, wie geht's?"
„Danke blendend, wenn mich meine Hämorrhoiden nicht ärgern!"

Sie werden es kaum für möglich halten, wie es da aus manchen heraussprudelt, fast dankbar, dass man den Mut hat, dieses heikle Thema anzusprechen.

Vieles hier wird Ihnen bekannt vorkommen, manches neu sein – geben Sie dem Neuen eine Chance!

Die Hämorrhoiden

Hämorrhoiden hat jeder Mensch – und das ist gut so, denn sie helfen uns, ungewollte Gerüche und feuchte Absonderungen aus dem After hintanzuhalten. Ein dichtes Geflecht aus Arterien und Venen bildet am unteren Ende des Mastdarms einen Schwellkörper, die „Hämorrhoiden". Sie liegen ursprünglich oberhalb des Afterschließmuskels und dichten den Ausgang ab, bzw. ermöglichen bei Bedarf den Stuhlgang.

Bitte googeln Sie die diversen anatomischen Merkmale, die Ihnen die Grundlagen noch genauer erläutern.

Wenn man den Statistiken glauben schenken darf, hat mehr als die Hälfte der erwachsenen Menschheit (in den sogenannten zivilisierten Ländern) mindestens einmal im Leben Ärger mit ihnen. Wir sagen landläufig einfach dazu: „Ich habe Hämorrhoiden", aber offiziell heißt es Hämorrhoidalleiden, wenn die Hämorrhoiden vergrößert sind.

Die Ursachen für die Erweiterung der Hämorrhoiden und das Heruntersinken im Analkanal sind möglicherweise noch nicht restlos geklärt, aber sitzende Berufe, wenig Bewegung, Übergewicht, lange „Sitzungen" kombiniert mit starkem Pressen (einhergehend mit ballaststoffarmer Ernährung) scheinen Garanten zu sein.

Anbei eine grob schematische Skizze mit den vier Krankheitsgraden:

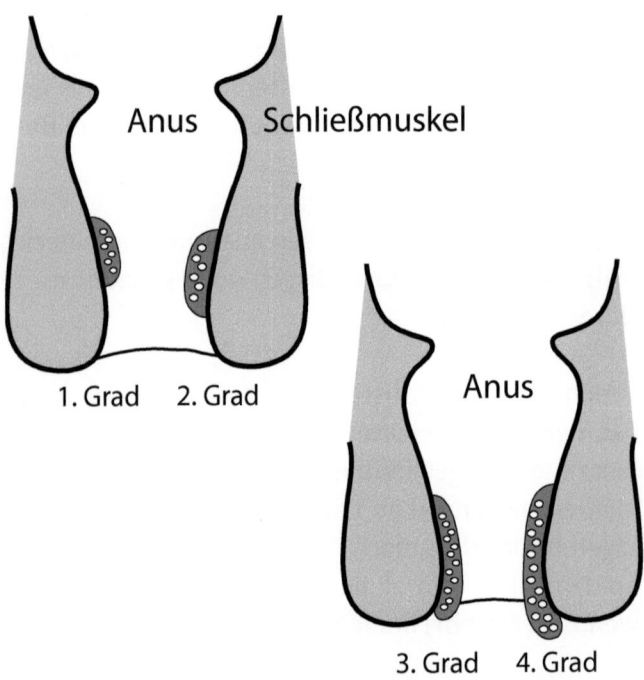

Anus   Schließmuskel

1. Grad   2. Grad

Anus

3. Grad   4. Grad

Eines der häufigsten Warnsignale für beginnende (oder bereits vorhandene) Hämorrhoidalleiden sind Blutungen, die man am Stuhl sieht. Achtung, an dieser Stelle möchte ich unbedingt dazu auffordern, medizinische Hilfe in Anspruch zu nehmen, da Blutungen auch zahlreiche andere, ernstere Ursachen haben können.

Der Ärger kann verschiedene Stufen annehmen, aber manchmal auch wieder ohne Zutun verschwinden.
Die Stufen werden laut Dr. Google (und nicht nur von ihm) mit eins bis vier angegeben.

1: minimale knotige Erweiterungen (des Hämorrhoidengewebes), von außen kaum erkennbar
2: Die Knoten treten beim Pressen aus dem Anus heraus, ziehen sich aber danach wieder zurück.
3: Die Knoten ziehen sich nach der „Sitzung" nicht mehr von selbst zurück, man kann sie jedoch wieder in den After zurückschieben – bitte suchen Sie spätestens jetzt dringend Ärztin oder Arzt auf!
4: Die Knoten lassen sich nun nicht mehr zurückschieben.

Ich konzentriere mich aber weiter nur auf mein persönliches Hämorrhoidalleiden. Die dünne Haut der Schwellkörper ist sehr empfindlich auf mechanische Verletzungen (deshalb Blutungen). Dichtet der Anus nicht mehr komplett ab, dann können Sekrete unkontrolliert abgehen. Diese und auch der ganz normale Stuhl wiederum reizen die sensible Haut um den Afterausgang – es kommt zu

Irritationen der Haut und in Folge zu Jucken und Brennen.

Ich gehe davon aus, dass ich bei den beginnenden Beschwerden irgendwo zwischen Stufe zwei und drei lag, der Proktologe hat mir das einige Monate später bestätigt. Der Zweck dieses Büchleins besteht ausschließlich darin, zu schildern, wie ich die absolut quälenden Begleiterscheinungen (Brennen und Jucken) wieder in den Griff bekommen habe, bzw. mittlerweile fast komplett wieder losgeworden bin.

Aber fest steht, dass es mehrere Monate oder auch Jahre dauern kann, um ein Hämorrhoidalleiden inklusive seiner lästigen Begleiterscheinungen, die man sich ja auch jahrelang aufgebaut hat, wieder halbwegs abklingen zu lassen – ich bin zuversichtlich, dass mein Körper ein unheimlich starkes Selbstheilungsbewusstsein aufweist (und noch aufweisen wird), obwohl die Schulmedizin dies eher verneint.

Wehret den Anfängen

Aber Hämorrhoidalleiden sind nicht z.B. mit einem einfachen Knochenbruch zu vergleichen. Da gibt es einen abrupten Unfall, der Knochen bricht, wird eingegipst und nach etlichen Wochen ist die Angelegenheit im Normalfall wieder aus der Welt. Hämorrhoidalleiden entstehen schleichend, oft über viele Jahre unbemerkt und benötigen deshalb auch wieder ihre Zeit, zu verschwinden.

Wie ich heute zu wissen glaube, sind die Hämorrhoiden sehr tolerante Wesen, die den schludrigen Umgang mit ihnen jahrelang verzeihen. Viele Menschen haben „sitzende Berufe". Zusätzlich sitzen wir einerseits auf anatomisch schlichtweg falsch gebauten Toiletten (Erklärung folgt später), die den ungehinderten Abgang des Stuhls behindern, und wir halten uns andererseits über Gebühr lange auf ebendiesen auf.

Da ich in unserem eigenen Haus mein eigenes Büro und Musikstudio betreibe und meine Gattin des Morgens zur Arbeit fährt, hielt mich jahrelang nichts davon ab, gleich mal ein paar Runden irgendeines sinnvollen Computerspiels am Handy durchzuziehen, während ich am stillen Örtchen presste und der Dinge harrte. Heute weiß ich, dass dadurch (z.B. bedingt durch die Schwerkraft und eben Pressen, wenn es mal schwerer geht) nicht nur der Stuhl nach unten drängt, sondern parallel dazu auch das Hämorrhoidengewebe. Die Gefäßwände werden dadurch extrem gedehnt, jede Faser, die die einzelnen Hautfalten zusammenhält, ebenso. Über die Jahre ist es dann ganz normal, dass die ursprünglich im Inneren des Afters (lat.: Anus) sitzenden Hämorrhoiden nach unten und aus unserer hinteren Öffnung rutschen.

Wenn wir also kurz gefasst (ohne etwaige sonstige Erkrankungen des Darmes zu berücksichtigen, die nur Ärztin oder Arzt abklären können) die hausgemachten Ursachen zusammenfassen, dann sind das die unnatürliche Haltung beim Stuhlgang, lange Sitzungen und/oder starkes Pressen, wenn die Verdauung (häufig auf Grund der modernen, industriellen Mangelernährung) nicht mehr richtig funktioniert. Also zählen auch die – in der westlichen Zivilisation üblichen – Essgewohnheiten zu den möglichen Auslösern von Hämorrhoidalleiden.

Meine Erinnerung führt mich einige Jahre zurück bis in meine Mitt-Fünfziger, da begann der Ärger mit Brennen und unmotiviertem Stuhldrang, verschwand aber wieder, ohne dass ich viel dazu getan hätte (vermutlich stammen aus dieser Zeit meine amtlich bestätigten Marisken – trockene Hautläppchen rund um den Ausgang des Afters).

Kann das auch mitgespielt haben?

Wieweit der folgende Absatz jetzt mit meinen Hämorrhoiden zusammenhängt, kann ich als Laie nicht beurteilen, ich habe es einfach mal für mich festgehalten und denke sehr wohl, dass die monatelange Einnahme spezieller Medikamente negative Auswirkungen auf meinen Magen-/Darmtrakt und die daran angeschlossene Ausscheidung hatte …

Ungefähr in diese Mitt-Fünfziger-Epoche fallen auch meine ersten Befunde mit erhöhten Cholesterinwerten, worauf mir meine Hausärztin Statine (ich nenne da absichtlich kein Medikament) verschrieb und natürlich auch mehr Bewegung sowie Umstellung der Ernährung. In dieser Zeit registrierte ich an mir eine vermehrte Bildung von Flatulenzen (im Volk als Furze bekannt) – meine Hausärztin erklärte mir dies damit, dass mein Magen/Darm eben auch schon „alt sei" und sich umgestellt habe und nicht mehr so selbstverständlich funktioniere, wie in jungen Jahren …

Nun gut, ich arbeitete (mit den verschriebenen Zuckerln) an meinen Cholesterinwerten mit kleinen Erfolgen, versuchte aber bald, diese chemischen Keulen zu vermeiden, im Gegenzug meine Ernährung vorsichtig umzustellen (in Kombination mit regelmäßiger Bewegung), auch natürlich in

Richtung eines ausgeglicheneren Säuren-/Basen-haushaltes. (Da wird sich dann möglicherweise doch wieder ein Kreis schließen …)

Heut denke ich (wie so manch anderer), dass die verschriebenen Statine im Körper auch einiges durcheinanderbringen können und die Grenzwerte für Cholesterin möglicherweise relativ niedrig an-gesiedelt werden …
In diese Diskussion möchte ich mich aber nicht einmischen.

Jetzt wird es akut

Einige Jahre später – ich starte nun symbolisch mit Monat 1 (damit Sie auch den Zeitablauf bequem nachvollziehen können) stellte ich nach den Stuhlgängen fest, dass „Hautfalten" aus dem Anus ausgetreten waren, die sich aber wieder zurückschieben ließen (diese Hautfalten führte ich auf meine früheren Probleme zurück). Das störte mich noch kaum, allerdings fanden sich immer wieder Blutreste im Stuhl, die mich beunruhigten. Ein asiatischer Arzt, mit dem ich beim routinemäßigen Blutspenden darüber plauderte, empfahl mir Tabletten mit „gereinigter, mikronisierter Flavonoidfraktion" (zur Venenstärkung), ein seiner Aussage nach „rein pflanzliches", hochwirksames Mittel gegen blutende Hämorrhoiden. (Bitte googeln, bzw. MedizinerIn konsultieren!) Ich nahm es vorsichtig. Es half ein bisschen, aber nicht dauerhaft. Ich möchte für kein Medikament Werbung betreiben (sicher gibt es auch noch Konkurrenzprodukte), aber in diesem Fall sei mir bitte die Nennung des Wirkstoffes gestattet, da ich die spätere Heilung meiner Blutungen tatsächlich darauf zurückführe.

Ca. im Monat 3 begann mein Hinterteil nach dem Stuhlgang darüberhinaus auch noch zu jucken und zu brennen (und zwar höllisch), und ich beschloss, nun endlich meinen Proktologen aufzusuchen. Dieser bescheinigte mir die bereits erwähnten Marisken, die aber „nur rein kosmetisch stören".

Gegen das erneut auftretende Bluten verschrieb er mir (fragen Sie die/den Proktologin/Proktologen Ihres Vertrauens) nun eine „Powerkur" des obgenannten Medikaments, d.h. drei x zwei Stück täglich, sechs Wochen lang. Ich nahm es zwei Monate lang und seither ist Ruhe im Karton (was das Bluten betrifft). Gegen das Jucken der entzündeten Haut verschrieb er mir eine leichte kortison-haltige Salbe, die aber das Jucken nicht beendete. Heute (nach über einem Jahr) weiß ich, dass ich viele Kleinigkeiten, die vor allem das störende Jucken bewirken, nicht berücksichtigt habe, aber alles der Reihe nach!

Durch das Monat 4 bis 8 begann das Jucken meinen Tagesablauf negativ zu beeinträchtigen. Tage, an denen ich morgens (meist harten) Stuhlgang hatte, begannen sich als Hölle zu entwickeln. Den Begriff Hölle entnehme ich dem Buch „Die Hölle im Hintern" von Gerhard Speer, das ich aufmerksam studiert habe und noch mehrmals erwähnen, bzw. zitieren werde.

Gegen diese Hölle halfen auch keine bewährten Hausmittel wie Kamillen- oder Eichenrinde-Sitzbad, kein Eincremen mit den rund 15 verschiedenen Cremes und Zäpfchen, die die Apotheke gegen Jucken bereithält. Die Wirkstoffe der Kamille und Hamamelis, Zink, Ringelblume, Lidocain und sonstige Wirkstoffe – der Name Wirkstoff hatte bei mir keine Berechtigung, da sie alle einfach nicht das Brennen und Jucken stoppten.

Wanderungen (vor allem an warmen Tagen) waren gekennzeichnet von ständigen Pausen mit Schmier-orgien im Wald (an dieser Stelle: Danke an meine geduldige und verständnisvolle Ehefrau!). Das Jucken hörte (vermutlich auch ständig angefeuert durch das Schwitzen) an wahrlichen „Kacktagen" tagsüber nie auf.

Der ungestüme Urologenfinger bei einer routine-mäßigen „großen Hafenrundfahrt" bereitete mir überdies ziemlichen Kummer – ich nahm mir vor, den Urologen beim nächsten Mal extra auf meine wunden, empfindsamen Stellen vorzubereiten.

Tage ohne Stuhlgang waren hingegen das Paradies (bzw. so wie ich die ersten rund 60 Jahre meines Lebens verbracht hatte). Ich begann, meine Außer-haus-Termine nach meinem Stuhlgang zu planen, wobei ich oft morgens den sich ankündigenden Drang unterdrückte, um eben nicht den ganzen Tag über auswärts bei Kunden leiden zu müssen. Wenn ich dann doch am Abend mein großes Ge-schäft verrichtete, ließ mich das Jucken anschlie-ßend bis 2 oder 4 Uhr früh nicht einschlafen.

Ballaststoffe wiegen schwer

Mein lieber Freund (und Lieblings-Percussionist, ein im Schwabenland und in Wien lebender Schlesier), Andreas C., erzählte mir, dass er vor ca. 15 Jahren eine Gummibandligatur seiner Hämorrhoiden durchführen hatte lassen, seither täglich Chiasamen mit viel Flüssigkeit zu sich nimmt, um den Stuhl geschmeidig zu halten, und die Sache hatte für ihn ein positives Ende.

Also begann ich, ins morgendliche Joghurt Chiasamen einzustreuen und alle Stunden (mit Weckerinnerung) einen Viertelliter Wasser zu trinken, um gemeinsam mit dem abendlichen Bier auf drei Liter Flüssigkeit am Tag zu kommen. Mein Stuhl wurde stellenweise weicher, aber die harten Anteile zwischendurch blieben, was wiederum beim Stuhlgang immer wieder die mittlerweile äußerst empfindliche Haut rund um meinen „Babypopo" reizte.
Der Erfolg war also nicht überzeugend genug, sodass ich das konsequente Trinken schließlich auch nur mehr halbherzig durchzog.

Ich beschloss für mich, den Stuhlgang nun völlig ohne Pressen zu absolvieren, hatte aber nicht mit der Darmperistaltik gerechnet. Die Muskeln des Darms schieben den Kot in Richtung Enddarm und können auch mitten im Geschehen unwillkürlich fest andrücken. Schon ist es um die (maximal einen Tag lang ohne Sitzung) geschonte Haut im Analkanal geschehen, die wird einfach über Gebühren extrem gedehnt und man merkt richtiggehend, wie die feine Haut abermals aufreißt.

Also merkte ich schon während des „Geschäfts", wenn ein harter „Anteil" die vielleicht durch einen stuhllosen Tag frisch verheilten Hautzellen wieder aufs Neue „beleidigte" – es schien das erste wirklich funktionierende Perpetuum mobile!

Mein Ist-Zustand im Monat 6 auf einer gängigen Sitztoilette war also folgender:

.) harter Stuhl, daher Pressen, daher ständig wiederkehrende Hautverletzungen im After

.) Die Hämorrhoiden (oder vielleicht auch nur meine Marisken) traten hervor, waren teilweise mit Blut gefüllt, beruhigten sich nur zögernd im Kamillen- oder Eichenrindesitzbad.

.) Das Jucken und Brennen im und rund um meinen Afterausgang war zeitweise unerträglich – zum Weinen und Verzweifeln.

… wobei der Morgen stets mit absoluter Ruhe begann … Erst der Stuhlgang brachte den Teufelskreislauf ins Rollen. Meine Frau fragte mich wiederholt, was ich dagegen nun endlich unternehmen wolle – ich wusste nur, dass ich nicht an mir „herumschnipseln" lassen wollte. Die Furcht vor dem anschließenden, wochenlangen und ziemlich sicher schmerzvollen, Heilungsprozess war übermächtig. Wie sollte auch ein harter Stuhl sofort nach dem Eingriff eine frisch operierte Wunde ungeschoren passieren können?

Ich stellte im Lauf der Zeit fest, dass Chiasamen (und in Folge Flohsamen etc.) eine tolle Wirkung haben können, aber ev. nicht unbedingt auf meinen Organismus, wenn ich nicht konsequent die erforderliche Menge Wasser nachtrinke.

Ich testete wieder und wieder alle Salben, von denen ich in der TV-Werbung und auf Anfrage in der Apotheke Wind bekam. Ich schmierte sie in Viertelstundenabständen rund um mein Po-Loch, lag auf der Couch und massierte sie auch hinein, das Massieren hatte eine angenehm beruhigende Wirkung, aber kaum wieder auf den Beinen ließ die Wirkung nach, und es begann wieder höllisch zu jucken und zu brennen.

Mein seliger Vater – in den 1970ern Prokurist eines bekannten, wenn auch kleinen Pharmaunternehmens – sprach einmal über eines „seiner" Produkte den denkwürdigen Satz: „ Dieses Zuckerl hilft am meisten dem Hersteller (zum Reichwerden)!"

Heute denke ich bei fast allen Salben und Cremen, welche die rasche Beschwerdelinderung des einschlägigen Juckreizes versprechen, sehr oft an seine Worte. (Sorry, liebe ApothekerInnen und Pharma-Konzerne!)

Ich registrierte aber auch, dass die Qualen etwas nachließen, wenn ich ohne Slip herumlief, mich nicht mit Hose hinsetzte. Also arbeitete ich z.B. im Garten nur in einem langen T-Shirt, ohne Hose – was schert mich der Blick der Nachbarn.
Zum Sitzen löste ich schließlich das Problem, indem ich mir im Baumarkt einen Schlauch für einen Scheibtruhenreifen zulegte, an der Tankstelle aufpumpte, und wieder war ich der Lösung (die Reizung zu vermindern) einen Schritt näher. Selbstredend legte ich ein Handtuch auf den Schlauch und formte eine Sitzmulde hinein, damit einerseits meine gereizte Haut nicht auf dem Gummireifen rieb und auch nicht auf dem Handtuch, denn Stoffberührung schien mir sehr entbehrenswert.

Außerdem begann ich darüber nachzudenken, ob meine klassischen Herren-Slips aus Baumwolle (bzw. die Chemikalien, mit denen sie in der Waschmaschine gereinigt werden) tatsächlich hautschonend sind, muss aber zugeben, dass ich noch keine echten Ergebnisse vorweisen kann, aber daran arbeite …

Häufigkeit des Stuhlgangs

Wenn man Dr. Google Glauben schenken darf
(und das tue ich stets bedingungslos ohne jedwe-
den Gegencheck ☺) sind Stuhlgänge von drei Mal
am Tag bis einmal alle drei Tage im Rahmen des
Akzeptierbaren.

Als ich im Monat 2 mit blutenden Hämorrhoiden
zu tun bekam, freute ich mich unbändig, wenn der
Stuhl des Morgens ohne Blut blieb, beim zweiten
Stuhlgang des Tages auch noch, aber dann kam der
dritte – ich verfluchte ihn.

Vielleicht auch psychologisch bedingt habe ich ein
Jahr später meist nur mehr einmal Stuhl pro Tag
(so wie ein Leben lang davor) oder auch nur alle
zwei Tage.

Wichtig ist ja nur, dass man geht, wenn man muss!
Halten Sie den Stuhl niemals zurück! Geben Sie
ihm den Freiraum, den er sich sucht, wann auch
immer. Natürlich funktioniert zurückhalten, auch
stundenlang oder bis zum nächsten Tag. Dann ver-
härtet er eben innen und macht Ihnen aufs neuer-
liche die Hölle heiß. Sie pressen dann mehr, um die
bereits verhärtete Angelegenheit herauszubringen
– ja, es ist ein Teufelskreislauf, den Sie aber mit viel
„Körpereinsatz" unterbrechen können – mir ist es
gelungen!

Sitztoilette

Irgendwann ergoogelte ich, dass das Sitzen auf westlichen Normaltoiletten den Darm kurz vor dem Ausgang „abwinkelt", dadurch den leichten, ungehinderten Abgang des Stuhls behindert und somit automatisch ein stärkeres Nachdrücken erzwingt. Das versuchte ich laienhaft, aber wie ich denke gar nicht so übel, indem ich mir zwei Gitarrenfußschemel besorgte und meine Füße beim Stuhlgang darauf platzierte.

Später lieh mir mein steirischer Lieblingsmasseur Bernhard B. das Buch „ Die Natur weiß es am besten" von Jonathan Isbit (2009, Shaker Media), ein Buch über die natürliche Hockhaltung, die bei den Naturvölkern auch heute noch gang und gäbe ist. Hier wird auch historisch erläutert, dass unsere westliche Zivilisationsgesellschaft erst vor rund zwei Jahrhunderten die modernen Sitztoiletten für die reiche Oberschicht eingeführt hatte, worauf das gemeine Volk sie Stück für Stück ebenfalls verpasst bekam. Mit dem Effekt, dass die Ausscheidungsgewohnheiten sich drastisch änderten. Die Leute bekamen die ersten Stuhlgangprobleme, die sich in vermehrten Darmkrankheiten und u.a. auch Hämorrhoidalleiden ausdrückten. Naturvölker in z.B. Afrika und Asien kennen all diese Krankeiten kaum …

Eben diese Sitzhaltung soll nach dieser Theorie für zahlreiche Zivilisationskrankheiten wie unserer hier verantwortlich sein.

Als Praktiker, und weil mein vom Leistungssport in der Jugend völlig aus den Fugen geratenes Knie eine extreme Hockhaltung nicht praktizieren kann, werde ich mir den in diesem Buch beschriebenen Hocksitzaufsatz sicher einmal selbst an meine persönlichen Bedürfnisse angepasst basteln, aber wie ich jetzt schon mal ankündige, habe ich eine für mich momentan wunderbare Rundumlösung für meine Probleme gefunden.

Die Gitarrenfußschemel habe ich nach wie vor im Einsatz, sie platzieren die Füße rund 15-20 Zentimeter über dem Toilettenboden und ermöglichen damit schon ein wenig mehr die natürliche Hockhaltung.

Analhygiene

Empfindsame Haut ribbelt man nicht ab, schon gar nicht mit Toilettenpapier (obwohl das ja zum Auswischen gemacht ist). Auch nicht mit Seifen, Chemie oder Sonstigem.
Nur, wir haben es von Kindheit auf so gelernt, und es hat ja auch immer funktioniert, bis eben ein winziger Teil des Kreislaufs gestört wurde und dann das ganze Hygienesystem ins Wanken geraten ist.
Natürlich habe ich mir „den Arsch ausgewischt" und da er ja sauber werden sollte, auch fest mit dem Papier geschrubbt …
Absolut falsch in meinem Juckzustand. Die ganz frische, zart heilenwollende Haut wird dadurch einfach mit weg- bzw. wieder wundgerieben und will durch Jucken und Brennen auf sich aufmerksam machen.

Die Lösung:
a) Wir haben ein Bidet
b) Falls Sie keines haben – und das passiert mir in Hotelzimmern regelmäßig – duschen Sie Ihr Hinterteil gründlichst, mit viel, viel lauwarmem Wasser und anschließend mit eiskalter Einstellung. Auch das ist ein Tipp aus dem Buch „Die Hölle im Hintern".

„Tatschgerln" Sie das Wasser lang und gründlich rund um Ihre (vermutlich) hervorquellenden Hautfalten (Hämorrhoiden oder Marisken), es sollte jeder noch so kleine, hartnäckig sich versteckende Kotrest von der Haut entfernt werden. Denn dieser würde stets aufs Neue Ihren Juckreiz hervorbringen.

c) Es gibt keine Dusche (oder sie ist so grauslich, dass Sie sie nicht betreten wollen – habe ich grad in Dublin erlebt): Drehen Sie Ihren Allerwertesten über das Handwaschbecken, und pritscheln Sie drauflos. Beobachten Sie das abfließende Wasser und denken Sie bei jeden braunen Flankerl, dass dieses Ihre empfindliche Haut nun nicht mehr reizen kann.

Ich habe mir aus einem alten 15-Liter-Kunststoffkanister eine provisorische Sitzwanne geschnitten und in unsere Eckbadewanne gestellt. 1 Liter Wasser und eine Verschlusskappe einer Kamillenlösung. (Auf Reisen führe ich stattdessen einen ehemaligen Frisbee der Kinder mit.) Zusätzlich oder alternierend zur Bidet-Waschung mit der Handbrause gründlich abspülen!

Und nach dem Sitzbad nochmal den Kamillensaft vom Hinterteil spülen. Gern am Anfang lauwarm, dann noch eiskalt, damit sich die Blutgefäße zusammenziehen.

So, jetzt ist es waschelnass Ihr Hinterteil. Trocken-reiben oder sogar Tupfen mit einem Handtuch wäre schon wieder kontraproduktiv.

Die Lösung: der Fön!
Lauwarm, eher kühl eingestellt (manche Föns haben einen „Kalt-Knopf"), Sie wissen bereits, die Blutgefäße sollen sich zusammenziehen.
Bitte fix auch einen Fön auf Reisen mitnehmen, empfehlenswerterweise auch mit Netz-Über-setzungsstecker.

Meine gedehnten Marisken

Wir sind im Monat 8 angekommen. Mein Stuhl war großteils noch immer hart. Manchmal begann er weich, und ich freute mich schon auf einen juck-freien Tag, doch dann schlug häufig die Darmperis-taltik erbarmungslos zu. Ein unwillkürliches Pres-sen, ich konnte richtig fühlen, wie die Marisken (oder meinetwegen auch die Hämmorhoiden) sich mit Blut füllten und die Haut aufs Neue einriss. Das Gewebe, glänzendrot und angeschwollen wie bei den Pavianen im Zoo, wurde von mir wieder liebevoll mit der Hand zurück(=hinein)gedrängt.

Schließlich versuchte ich zu analysieren, wann und wie lange dieser quälende Juckschmerz auftrat. Es war stets bald nach dem Stuhlgang und dauerte rund zehn Stunden. Der harte Stuhl bewirkte auch so eine Art „Einreißen" der Haut, wenn er nach draußen drängte. Es war also klar, erstens musste der Stuhl weicher werden, zweitens durfte das Gewebe da hinten nicht ungehemmt mit Blut ge-füllt werden können, die Haut dehnen und eventu-ell feinste Haarrisse ständig wiederum aufreißen.

Ich begann über Analfissuren zu googeln. Keine Ahnung, ob ich sowas tatsächlich hatte, denn mein Proktologe hatte ja mit seinem Endoskop in mich hineingeforscht und durch eine nur wenige

Jahre zurückliegende Koloskopie auch schlimmere Krankheiten im Darm ausgeschlossen. (Deswegen bitte lassen Sie sich umgehend vom Profi untersuchen!)

Es stand also aufs Neue für mich fest, dass mein Stuhl als erstes gleichbleibend weicher werden müsste.

Ich begann abermals über meine Ernährungsgewohnheiten nachzudenken und nachzugoogeln.

Das nächste Kapitel scheint unappetitlich

Eine Lösung, die ich für das Problem des blutgefüllten, herausquellenden Gewebes eigenständig entwickelte, die ich nirgends gefunden habe, die mir auf den ersten Gedanken sehr logisch, allerdings gleich drauf auch nicht sonderlich appetitlich erscheint (Wenn Ihnen vor Kot graust, dann springen Sie einfach weiter zum nächsten Absatz, Sie versäumen möglicherweise Wichtiges!): Ich habe meinen Mittelfinger und meinen Ringfinger mit jeweils einem Blatt Klopapier umwickelt, meine Hand beim Niedersetzen unter den Po gehalten, beide Finger im Sitzen locker parallel an die Öffnung gedrückt und auch etwas dagegen nach oben „gefedert".
Der Stuhl konnte sich zwischen den Fingen relativ frei „entfalten", die Hautlappen standen an den Fingern an und konnten auf diese Weise nicht mehr expandieren. Ich habe versucht, auf keinsten Fall zu pressen und auf diese Weise die extreme Dehnung der Haut zu vermeiden. Meine Finger blieben fast immer unbeschmutzt, aber wäre auch egal, denn ich habe ein Waschbecken neben unserer Toilette, und spätestens in Bidet oder Dusche greifen Sie ohnehin ins Zentrum des Kummers.

Probieren Sie es aus!
Ich schwöre auf diese Methode.

Jetzt muss sich was ändern!

Mein Entschluss, etwas radikal zu ändern, allerdings ohne die gefürchteten operativen Eingriffe (googeln!), fiel im Monat 9 in einem Bio-Hotel in der steirischen Thermenlandschaft, in dem wir wie so oft urlaubten.

Masseur Bernhard beschäftigt sich nach TCM (Traditionelle chinesische Medizin) mit den diversen Meridianen und Energieflüssen, indem er meine Ohrläppchen mit seinem metallenen Zauberstab „malträtierte". (Und ich denke auch, dass das im Gesamtpaket inkl. Hämorrhoiden-Akupressurpunkten mit zur Verbesserung beitrug, sogar bei einem Skeptiker wie mir ...) Außerdem borgte er mir bereits oben erwähntes Buch über die Hocktoilette und bestärkte mich im Übrigen stets bei meinen Bemühungen, körperliche Probleme operationsfrei mit der Kraft der Natur zu lösen.

Ich setzte mir (es war am Ende des 10. Monats) einen Termin, an dem das Gesamtbelastungspaket verbessert sein musste, mit Anfang Monat 12, da ich in diesen Tagen einen Termin in Dublin hatte und mir weder Flug noch Konzertbesuch durch Jucken und Brennen versauen lassen wollte.

„Die Hölle im Hintern"

ein Buch von Gerhard Speer (1996, Waldthausen)

Mein lieber Freund Andreas C. schenkte mir bei einer gemeinsamen Blues-Session bei Albert just in diesem Zeitraum dieses Büchlein („im Papiersackerl, gleich im Banjo-Gigbag verstauen, weil es ist eher peinlich ...").
Ich verschlang es noch am selben Abend auf dem Heimweg mit den Öffis.
Da gab es zahlreiche, mir bereits sattsam bekannte, Erläuterungen, aber auch einiges Neues.

Was mich am meisten faszinierte, war die Tatsache, dass der Autor (ähnlich wie ich hier) sehr offen über seine Probleme (Die Hölle bezieht sich natürlich auf das idente höllische Jucken und Brennen wie bei mir.) schrieb.

Eine seiner Lösungen probierte ich gleich am nächsten Tag aus: Er schrieb, dass er seinem Darm einen gründlichen Rundumputz verpasste, der auch sehr gut zur Einleitung einer Fastenkur geeignet wäre und empfiehlt die Einnahme von Glaubersalz. (Bitte googeln! Und auf etwaige Nebeneffekte möglichst mit ärztlicher Unterstützung überprüfen!)

Ich nahm an einem freien Nachmittag einen Vierteliter Wasser, löste einen Esslöffel (sind nach meiner Messung ca. 15g) darin auf und schluckte es in einem Zug hinunter.

Nach der Theorie von Heilfastenprofis könnte es auch bis zu der Hälfte des Körpergewichts in Gramm auf einem halben Liter Wasser sein (also z.B. 40 Gramm bei Menschen mit 80kg Körpergewicht – bitte unbedingt ärztlichen Rat einholen!).

Zu meiner freudigen Überraschung schmeckte es gar nicht scheußlich. Nun stellte ich mir Erinnerungen am Handy und nahm alle Viertelstunden ein weiteres Glas reinen Wassers zu mir. Nach zwei Stunden (also damit nach ungefähr zwei Litern Wasser) rührte sich immer noch nichts und in Abwandlung von Speers Empfehlung nahm ich noch (diesmal nur) einen Teelöffel Glaubersalz in Wasser aufgelöst ein, sowie einige weitere Gläser wieder puren Wassers im 15-Minutentakt. Nach drei Stunden begann der Zug zu rollen.

Absolut nicht unangenehm. Ich machte es mir am Toilettensitz (die Füße hochgestellt) bequem, und da kamen dünnflüssige Unmengen an Mist heraus. Laut Theorie von Doktor Glauber auch jede Menge an jahrelang an den Darmwänden festsitzenden (verhärteten, fast schon angewachsenen) Kotresten. Googeln Sie doch mal in diesem Zusammenhang den Begriff „Gluten"!

Ich war begeistert! Möchte aber dazu auch anmerken, dass man vor solchen Radikalkuren möglichst ebenfalls medizinische Ratschläge einholen sollte, bzw. dass der Darm sich leicht an solche „unlauteren Mittel" zur Stuhlentleerung gewöhnen könnte und in Folge träger agiert.

Speer emfiehlt diese (ich nenne sie mal) „Rosskur" zweimal pro Woche. Ich habe sie genau eine Woche später nochmal durchgezogen, um im Anschluss daran gezielt einen juckfreien Flug nach und Tag in Dublin genießen zu können – mit Erfolg.

Damit konnte ich mir leicht vorstellen, in Zukunft regelmäßig für weichen, fast flüssigen Stuhl sorgen zu können als Grundlage und funktionierenden Zusatz zu der laufenden Ernährungsumstellung.

Der ungewollte aber nicht unwillkommene Nebeneffekt: Ich bin binnen weniger Tage von meinem langjährigen Normalgewicht von 86kg bei 179cm Größe auf 82 kg abgestiegen. Bin zwar damit noch immer leicht über meinem von der Versicherung geforderten Body-Mass-Index, dem ich aber im Gegenzug die aus der sportlichen Vergangenheit übergebliebenen Muskeln entgegenhalten kann.

Spucke, Urin und Franzbranntwein

Nun hatte ich also eine brauchbare Teillösung gegen festen Stuhl gewonnen, die aber noch kein Allheilmittel war.

Mein Haut am Hintern war ja auch noch extrem angegriffen, und zwischendurch zog ich immer noch diese Salben- und Cremenmarathons durch. Aber eines fiel mir auf und wurde durch Speers und später auch Bernhards Aussagen noch unterstrichen und bekräftigt. Wenn es wieder mal total brannte: Den Finger kräftig mit Spucke benetzt und auf die wunde Stelle gedrückt, gerne auch einmassiert, beruhigt wunderbar.

In meiner Jugend als Leistungsturner passierte es hin und wieder, dass bei Riesenfelgen am Reck trotz der Lederbändchen, die wir als Schutz für die Handflächen umgeschnallt hatten, die Haut der Handflächen sich (klingt schrecklich, tat auch höllisch weh) von der Hand ablöste und auf der Reckstange kleben blieb.
Mein Vater und gleichzeitig Mannschaftstrainer schickte uns Buben dann auf die Toilette und bedeutete uns in seiner etwas „g'schamigen" Art, auf die offenen Handflächen zu pinkeln: „Brennt grauslich, aber desinfiziert und heilt."

Diese uralte Naturheilmethode fand ich ebenfalls (diesmal am Hintern) durch Speer und Bernhard bestätigt.

Und noch was anderes, extrem klingendes: Franzbranntwein. Ich befürchtete schon das absolute Fegefeuer, aber tatsächlich war das Brennen halb so wild, und ein wenig Linderung verschaffte es auch – zumindest bildete ich mir das ein, wie einen Strohhalm, an den man sich klammert.

Ernährungsumstellung

Die Nahrungsmittel, die ich ein Leben lang zu mir genommen habe, waren im wesentlichen auf der Basis von tierischen Produkten, Weizen, Bier, Kaffee, Süßigkeiten – und viel zu wenig Flüssigkeitszufuhr.
Jede/r ErnährungswissenschaftlerIn wird an dieser Stelle empfindlich zusammenzucken. Ich sehe es ein, aber der Weg der Umstellung, das Sich-Verabschieden von liebgewordenen Geschmacksrichtungen ist ein ganz harter. Ich beschloss, ihn vorsichtig – peu à peu – einzuschlagen.
… und zusätzlich viel mehr stilles Wasser zu mir zu nehmen, als ich es ein Leben lang gewohnt war.

Mein Frühstück bestand schon monatelang nicht mehr aus Toast mit dem beliebten Haselnussaufstrich (von dem nur das Original so schmeckt, wie es schmecken soll), sondern aus lactosefreiem Joghurt mit (von meiner Frau liebevoll vorbereiteten Himbeeren, Heidelbeeren, frisch geschnittenen Erdbeeren und Äpfeln, etc.) – also nichts Tierisches außer der Milch im Joghurt (und viel weniger Milch im Kaffee als früher), dann noch ein bisschen Chiasamen, den ich später mit Flohsamenschalen ergänzte. Mittlerweile steht eine bereits vorbereitete Schale mit einem Mix ständig am Esstisch.

Die Mittagmahlzeiten, die ich häufig auch alleine zubereitete, wenn meine liebende Gemahlin nichts vorbereitet hatte, bestanden immer öfter aus abgebruzzelten Tofuscheiben mit Eissalat und Bio-Dressing und die Salatblätter mit Steviaprodukten gesüßt. Als lebenslanger Profi, der öfters mal was tun musste, weil es die Profession verlangte, empfand ich den Geschmack als akzeptabel, trank dazu ein Glas Wasser und freute mich über die (noch) zukünftigen Ergebnisse meines stetig wachsenden Wohlbefindens.

Auch beim Nachtmahl versuchte ich vermehrt, von Weizen, Wurst und Käseprodukten Abstand zu nehmen (wobei ich nicht wissen möchte, was da die Zauberlehrlinge in den Labors z.B. in den veganen „Käse" tun …) und soviel rohes Gemüse wie nur geht auf's Brot.

Nach dem Nachtmahlessen schließe ich gern mit Süßem ab. Ich bin fast süchtig danach.

Dagegen und gegen einige andere liebgewordene Futtereien spricht die Aussage eines sehr naturverbundenen Arztes und natürlich auch jene von Dr. Google (wenn man nach den richtigen Reizworten sucht), dass Schokolade, Bier, Milch, Kaffee, Nüsse u.a.m. das Jucken der Haut absolut verstärken können.

Ich denke, es war der ehemalige Radsportprofi Ferry Dusika, der mal sinngemäß gesagt haben soll: „Klar esse ich das ganze ungesunde Schweinszeug auch in mich hinein, aber dann muss ich es eben mit viel Gesundem ergänzen …"

Mein Ist-Zustand auf einer gängigen Sitztoilette, aber mit erhöhter Fußposition (stark verbessert – Mitte 12. Monat):

.) viel weicherer Stuhl, kein Pressen nötig, die Haut rund um mein hinteres Heiligtum beginnt sich zu beruhigen, juckt weniger.

.) Die Hämorrhoiden (oder vielleicht auch nur meine Marisken) treten viel weniger hervor, sind weniger stark mit Blut gefüllt, beruhigen sich auch rasch im Kamillensitzbad.

.) Nun endlich, nachdem die ständigen Reizungen nicht mehr dermaßen regelmäßig auftreten, konnte auch die Heilung des Hautexzems, das sich da (laut Proktologe) gebildet hatte, mit einer kortison-haltigen Salbe (die man ja nur zeitlich sehr begrenzt einsetzen soll) bekämpft werden.

Kleine Detaillösungen sind noch keine Komplett-lösung, aber dieser bin ich mittlerweile verdammt nahe gekommen!

Apfelessig – ein altes Hausmittel

Auch wenn ich mit dem Glaubersalz ein starkes Licht am Ende des Tunnels wahrgenommen hatte, ich suchte noch nach einer vernünftigen „Dauerlösung". Da stieß ich wiederum auf ein uraltes Hausmittel – den Apfelessig. Er wird auf allen einschlägigen Internetseiten vielfältig gepriesen: gegen hohes Cholesterin (Ha! Da könnten sich doch noch meine Kreise schließen.) und Diabetes, Aktivieren der Verdauung (ja, das suche ich) und Unterstützung beim Abnehmen. Fördert die Entschlackung, bremst Sodbrennen und unterstützt unseren Säuren-Basen-Haushalt durch den Transport von Kalium und Magnesium. Auch hier zahlt es sich aus, sich im Netz zu informieren.

Wichtig scheint mir, dass Sie absolut hochwertigen Apfelessig einkaufen, z.B. im Reformhaus Ihres Vertrauens. Er sollte unerhitzt, also nicht pasteurisiert sein, sonst verliert er wichtige Enzyme. Nicht gefiltert, also naturtrüb und vor allem aus ganzen Bio-Äpfeln aus regionalen Anbaugebieten bestehen.

Ich nehme nun (Ende Monat 12) seit zwei Wochen 15 Minuten vor jeder Mahlzeit (also drei mal am Tag) einen Esslöffel auf einen Viertelliter Wasser, und wegen des doch fragwürdigen Geschmacks wird empfohlen, mit einem Löffel Honig zu süßen – mein Stuhl ist seither seidig bis sehr weich, schont den Anus, flutscht unbeschwert durch meine papierumwickelten Finger (die ich nach wie vor wegen der möglichen Dehnung des Hämorrhoidengewebes – also zur Vorsicht – gegenhalte).

Da Honig sich in einem Glas mit zimmertemperiertem Wasser aber nur zögerlich auflöst, nehme ich stattdessen ein paar Tropfen Tafelsüße auf Steviolglycosid-Basis (landläufig Stevia genannt). Danke, Bernhard, für deine unterstützende, sensible Anmerkung: „Wer Apfelessig nicht pur schluckt, is a Pussy … :)))"

Ich habe mir lange überlegt, wie man dem Stuhl den Weg nach draußen möglichst erleichtern kann. Wenn es tatsächlich stimmen sollte, dass harter Stuhl die Hämorrhoiden mit nach außen zieht, dann müsste man die Haut im After möglichst „gleitfreudig" halten, um den Reibungswiderstand so gering wie möglich zu halten. Also schmiere ich mir vor dem Gang aufs Häuschen mein Po-Loch auch innen mit einer sehr „leichtgängigen" Heilcreme ein.

Noch ein Wort zur aktuellen Stuhlkonsistenz und der Darmperistaltik: Der Stuhlgang beginnt nun meist äußerst angenehm und wenn nicht sofort, dann rege ich ihn durch leichtes Massieren der Bauchdecke an, wobei über die Richtung des Massierens sichtlich verschiedene Ansichten herrschen.

Meine Versuche in Richtung des Darmausgangs zu massieren: beginnend von rechts unten nach oben, dann unterhalb der Rippen quer nach links und auf der linken Körperseite wieder abwärts.

Bernhards Meinung: „Am ‚Ende' beginnen (Druckrichtung immer im Darmverlauf Richtung Ausgang) und nach und nach Richtung Anfang des Dickdarmes vorarbeiten. Also dorthin, wo manch einer seine ‚Blinddarmnarbe' trägt. Es ist wie im Tunnelbau, wo man den Abraum nach hinten wegschafft und nicht mit Druck vor sich herschiebt."
Ergänzen kann man das Ganze durch kreisförmiges Streichen im Uhrzeigersinn um den Nabel mit den flachen Händen. Dies stimuliert ein wenig die Tätigkeit des Dünndarms."

Bitte finden Sie für sich heraus, was Ihnen guttut!

Alles, was raus muss, bewegt sich cremig durch den Ausgang, aber der Darm möchte manchmal unwillkürlich noch ein wenig schneller andrücken, was dann aber – vergleichbar mit Strömung und Durchflussquerschnitt – den Druck auf den

Schließmuskel stark erhöhen und damit auch die empfindsame Haut wieder extrem belasten würde. Für mich hat sich bewährt, dass ich den Stuhl dann kurz zurückzuhalten versuche, um die Geschwindigkeit abzubremsen.

Es ist wie „Trial and Error", es gelingt nicht immer, denn der Körper sucht sein Recht – aber seien wir doch froh, wenn der Darm glücklich seine Arbeit verrichtet – und noch mehr, wenn wir ihn ein klein wenig steuern können.

Pflege der Beckenbodenmuskulatur

Eine Anregung, die ich von G. Speer erhalten und im Internet verifiziert habe, möchte ich auch gern weitergeben. Die Stärkung von Beckenboden- und Gesäßmuskeln ist absolut hilfreich.

Ich möchte mal daran glauben, dass sich durch regelmäßiges Trainieren der Muskeln, auch am Damm, die winzigen Fasern und Gewebeteile der Haut wieder straffen lassen – womöglich ohne Operation (bei der ja bloß weggeschnippelt wird). Marisken-Shaving hat es ein alternativer Arzt einmal hämisch genannt – und mir allen Ernstes empfohlen …

Ziehen Sie mehrmals am Tag die „Po-Muskeln" fest zusammen – dazu den Dammbereich hochziehen Richtung Kopf. (Bernhards gedankliche Hilfestellung: „So tun, als würde man den Urinstrahl unterbrechen wollen.") Halten Sie die Anspannung mehrere Sekunden lang, und lassen Sie dann wieder locker – dabei nicht pressen! Diese Übung können Sie überall unbemerkt zehn Mal hintereinander durchführen. Das stärkt Ihren Beckenboden.

Der Stoff, aus dem Jucken und Brennen sind

Natürlich geht es noch immer nicht regelmäßig ohne Einschmieren und natürlich kann man nicht das ganze Jahr über ohne Slip herumlaufen.
Wenn ich also meinen Allerwertesten mit einer Salbe meiner Wahl konfrontiere, darüber eine Unterhose und z.B. eine Jean anziehe, ist die Salbe sofort komplett im Stoff und kaum mehr auf der Haut.

Was tun?
Ich ziehe den Slip nur ganz locker nach oben, sodass so wenig wie möglich Textilberührung stattfindet, das gleiche mache ich mit der Hose.
Das wäre jetzt mal gelungen!
Jetzt ziehe ich mir die Schuhe an und binde sie zu, bücke mich dabei, und schon ist die Salbe wieder vollständig in die Hose gedrückt.

Die Lösung:
Vor dem Bücken bzw. Zubinden der Schuhe ziehe ich mir einfach die Hose wieder herunter. Sobald ich die Schnürsenkel gebunden habe, adjustiere ich mich mit möglichst lockerer Hose wieder ausgehfertig. Sollte ich dann mit dem Auto fahren müssen, dann setze ich mich auf meinen Sitzreifen (ev. auch mit heruntergezogener Hose – sieht ja wieder niemand), mit Öffis (ich brauche ca. eine halbe

Stunde bis nach Wien hinein) bleibe ich einfach stehen – kein Ribbeln, kein Jucken!

Eine „heilversprechende" Salbe sollte man aber auf alle Fälle stets eingesteckt haben. Da ich versuche, die kortison-haltige möglichst zu vermeiden, teste ich nun die hautschonende Variante einer sehr bekannten Heilcreme, bzw. nehme einfach eine aus meinem Riesenfundus.

… und Spucke hat man ohnehin immer dabei …

Kinesiologie

Der kinesiologische Muskeltest wird in der Kinesiologie – einem alternativmedizinischen Verfahren – als Diagnoseverfahren, quasi als „Bio-Feedback-System" in vielen Fällen auch von Laien eingesetzt (bitte googeln!).
Kinesiologen vertreten die Ansicht, dass Muskeln im Fall von Stress, z.B. durch Emotionen oder Annähern einer Substanz (Salbe), unwillkürlich und unmanipulierbar reagieren und damit als Indikator für Verträglichkeit dienen können.

Ich kannte dieses Verfahren auch bereits von Allergieaustestungen, nach denen ich schlussendlich auch meine Ernährung auszurichten begann.
Aber selbstkritisch muss ich natürlich auch anmerken, dass ich ohne dem entsprechenden Leidensdruck stets wieder den inneren Schweinehund die Oberhand gewinnen habe lassen.

Bernhard bot mir am Ende des Monats 12 an, mir beim „Austesten" meiner diverser Salben und Mittelchen in dieser Weise behilflich zu sein.
Das Ergebnis stellte für mich in mancherlei Hinsicht eine Überraschung dar, manches wurde auch nach den Ergebnissen, die ich erzielt hatte, bestätigt.

Für mich als Laie, der gewöhnlich nur glaubt, was er sieht, war es interessant festzustellen, dass meine Muskelreaktionen auch ohne dass ich wusste, welches Produkt der Kinesiologe meinem Körper angenähert hatte, wiederholbar die identen waren. Bei mir sind die Muskelreaktionen dermaßen deutlich ausgefallen, dass ich sie sogar mit geschlossenen Augen (um nicht das Medikament zu erkennen) wahrnehmen konnte.

Ich erinnerte mich an Salben aus meinen Leidensmonaten, die mir nicht nur Null Effekt gebracht hatten, sondern die auch für meinen individuellen Organismus unverträglich zu sein schienen. Interessanterweise war da z.B. eine sehr bekannte Marke aus der TV-Werbung betroffen (wobei in der „Gebrauchsanleitung" ohnehin vermerkt ist, dass man möglicherweise gegen den Wirkstoff allergisch ist). Leider gehören auch meine so nebenbei getesteten Nasentropfen dazu.
Andere wiederum wurden als verträglich, aber momentan nicht zielführend klassifiziert, eine weitere Gruppe als verträglich und z.Zt. auch notwendig. Auch hier konnte ich brauchbare Übereinstimmungen mit meinen täglichen Erfahrungen und Körperreaktionen feststellen.

Ich werde also sicher in Zukunft verstärkt auf einzelne „Antworten" meines Körpers reagieren.

Der lange Weg aus dem „Fegefeuer"

Zusammenfassend mein IST-Zustand nach dem 12. Monat:

.) Das Jucken und Brennen ist fast verschwunden.

.) Mein Stuhl ist großteils breiig und weich. (Ich nehme fast regelmäßig vor jeder Mahlzeit einen Esslöffel gesüßten Apfelessig zu mir.)

.) Meine nach wie vor vorhandenen Marisken (oder auch die Hämorrhoiden) treten kurzzeitig nach dem Stuhlgang blutgefüllt hervor, verschwinden aber dann nach der gründlichen(!) Reinigung mit einer kalten Dusche sehr bald.

.) Wenn es etwas juckt, dann nehme ich die sanfte oder die kortisan-haltige Creme, je nach Leidensdruck und versuche, so wenig wie möglich zu sitzen.

.) Die Ernährungsumstellung ist nach Befindlichkeit (und innerem Schweinehund) im Laufen.

.) Ich versuche so oft wie möglich, meine Beckenbodenmuskulatur zu stärken.

.) Ich teste Slips aus „Microfaser" (über 80% Polyamid und 2 gleiche Teile Elastan und Polyester) – das scheint für's erste mal recht zielführend.

Nun kann ich in Ruhe über das Zurückbilden der Hämorrhoiden nachdenken …

Nachwort

Ich möchte nochmals betonen, dass ich absolut keine medizinischen Ratschläge geben kann und will – dazu auch in keinster Weise befugt bin und auch von keinem Hersteller dafür bezahlt werde. Es ist dies ein rein subjektiver Erfahrungsbericht, was mir geholfen hat. Jeder Eigenversuch geschieht in der alleinigen Verantwortung des jeweiligen Anwenders!

Bitte daher zu akzeptieren, falls ich etwaige Anfragen vermutlich NICHT beantworte (auch um etwaigen Kurpfuschervorwürfen keine Grundlage zu bieten).

Ich bedanke mich bei zahlreichen (für mich) anonymen Foren, die mich bestärkt haben, den Weg ohne Operation durchziehen zu wollen, vor allem aber bei meiner lieben Gattin, die all dieses Kratzen, am Sessel Herumwetzen, Unrund-Sein, Unsexy-Sein mit stoischer Ruhe hingenommen hat – ich habe viel über notwendige Toleranz dem Leiden eines Anderen gegenüber gelernt!

Dieses Büchlein habe ich geschrieben und veröffentlicht:

a) um meinem Kurzzeitgedächtnis und der Gnade des Vergessens im Alter ein Schnippchen zu schlagen,
b) um meine rein subjektiven Erfahrungen zu teilen, da ich ja auch von zahlreichen Erfahrungen anderer profitiert habe.

Dieser Text ist mein alleiniges, geistiges Eigentum (etwaige Zitate und Buchverweise wurden ordnungsgemäß gekennzeichnet) und darf daher in keinster Weise auf irgendwelchen Plattformen ohne meine schriftliche Zustimmung veröffentlicht werden. Verstöße dagegen werden gerichtlich verfolgt.

Hätte es diesen Erfahrungsbericht sechs Monate früher gegeben, ich hätte mir ziemlichen Kummer erspart – und das zum Preis einer durchschnittlichen halben Tube mit „Wirkstoffen". Mit dem Verkauf dieses Werkes werde ich nicht reich werden, aber der Preis im Handel ist eine kleine Anerkennung für die zahllosen Arbeitsstunden beim Verfassen und Korrigieren und für die Deppensteuer, die ich in sinnlose Medikamente investiert habe.

Mein wahres Entgelt ist, wenn ich Ihnen geschätzte Leidtragende, gequälter Hämorrhoidalleidender helfen konnte. Wenn dem so ist, können Sie mir das gern schreiben: schemawi@gmx.at

Wenn Sie mir weitere Erfahrungen, Tricks oder Techniken mitteilen wollen – nur zu! Ich werde Sie möglicherweise mit Namensnennung, aber ohne jedwede Abgeltung Ihres Beitrages in der nächsten Auflage veröffentlichen. (Mit der Zusendung Ihres Beitrages stimmen Sie dieser Grundbedingung zu!)

Ich wünsche viel Erfolg und erfolgreiches Gesundwerden! Bitte sprechen Sie mit Ärztin oder Arzt Ihres Vertrauens über all Ihre Probleme!

Ihr Willy Schellmann
im November 2017